DE

L'ATROPHIE CHOROÏDIENNE

PAR

LE Dr REMY

Ancien interne et prosecteur à Dijon,
Interne des hôpitaux de Paris; Ancien chef de clinique ophthalmologique,
Membre de la Société anatomique.

PARIS

MPRIMERIE BADOUREAU. PONSOT, SUCCESSEUR

17, RUE BOUCHARDON

1875

DE

L'ATROPHIE CHOROÏDIENNE

DE

L'ATROPHIE CHOROÏDIENNE

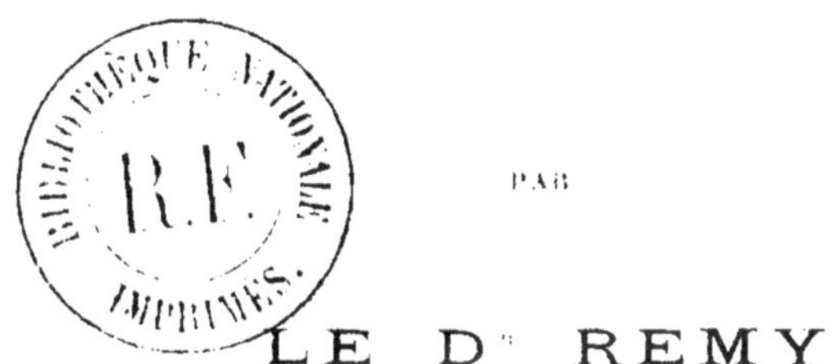

PAR

LE Dr REMY

Ancien interne et prosecteur à Dijon,
Interne des hôpitaux de Paris; Ancien chef de clinique ophthalmologique,
Membre de la Société anatomique.

PARIS

IMPRIMERIE BADOUREAU, PONSOT, SUCCESSEUR
17, RUE BOUCHARDON

1875

INTRODUCTION

Lorsque dans un service hospitalier, on examine de propos délibéré à l'ophthalmoscope les malades qui s'y présentent; il n'est point rare de rencontrer des lésions qui ne s'accusent par aucun trouble fonctionnel.

J'ai eu l'occasion d'observer à la clinique du Dr Galezowski, un jeune lycéen atteint de nystagmus qui ne se plaignait nullement de diminution de son acuité visuelle et cependant présentait une atrophie choroïdienne des plus marquées.

Sans aucun doute, si parfois l'acuité visuelle persiste normale avec une atrophie choroïdienne, tandis que dans la majorité des cas elle est diminuée ou bien encore qu'on observe des scotômes, c'est que les parties de la rétine essentielles à la vision demeurent intactes ou que la lésion ne les a pas encore atteintes. Ces cas malheureusement ne sont pas les plus fréquents, et ordinairement les désordres se propagent d'une membrane à l'autre; mais quelle est la membrane qui se prend la première? Quelles sortes de désordres commencent la scène, et suivant quel processus la membrane primitivement saine vient-elle à s'altérer?

Telles sont les questions que nous allons étudier.

Malgré les travaux qui ont paru sur ce sujet, la pathogénie et l'anatomie pathologique de l'atrophie choroïdienne laissent encore à désirer.

Parmi les causes qui contribuent à retarder l'étude de cette question, nous devons signaler principalement la rareté des autopsies dans de semblables affections, et surtout la difficulté qu'on a de suivre la maladie dans ses diverses périodes.

J'ai été assez heureux pour pouvoir examiner plusieurs préparations microscopiques, que le Dr Poncet, professeur agrégé du Val-de-Grâce, dont les études anatomo-pathologiques de l'œil sont bien connues, a eu l'obligeance de mettre à ma disposition, et en même temps j'ai pu étudier un œil atteint de choroïdite traumatique. Cet œil venait d'être énucléé par mon maître, le docteur Galezowski, à cause de douleurs atroces qu'il causait au patient, et aussi à cause d'accidents sympathiques commençant de l'autre côté; il put être plongé immédiatement dans le liquide de Muller. En pratiquant la section de cet œil, il fut facile de voir en arrière des procès ciliaires une large plaque blanche parsemée de points noirs, et, au milieu de tout cela, entouré seulement d'un léger exsudat, un corps métallique encore implanté dans les membranes de l'œil. C'était évidemment ce corps étranger qui avait déterminé toutes les lésions existant en ce point.

J'avais sous les yeux une choroïdide vraie en voie de

produire l'atrophie de la choroïde; c'était une expérience physiologique dont les résultats devaient être d'autant plus intéressants que depuis sept ans environ ce corps étranger était dans l'œil, où il n'avait déterminé qu'une irritation lente, assez semblable à ce qui passe le plus ordinairement pour des lésions dont le début a été insidieux. Telles sont les circonstances qui m'ont amené à faire quelques recherches sur l'atrophie choroïdienne.

DE

L'ATROPHIE CHOROÏDIENNE

PATHOGÉNIE

Deux ordres de vaisseaux artériels se rendent à la choroïde et servent à la nutrition de deux portions distinctes de cette membrane. Ces vaisseaux sont, les uns, situés en arrière et restent limités dans le segment postérieur du globe oculaire ; les autres viennent au contraire des parties antérieures de l'œil et sont uniquement destinés à la partie correspondante de la choroïde. Les premiers sont représentés par les artères ciliaires courtes, rameaux de l'ophthalmique qui, au nombre de vingt environ, traversent la sclérotique à la partie postérieure de l'œil au voisinage du nerf optique ; les seconds, situés à l'équateur du bulbe, sont des rameaux récurrents, provenant des artères du corps ciliaire et de l'iris. Cette disposition fait qu'il y a dans la choroïde deux systèmes artériels indépendants l'un de l'autre et qui n'ont d'anastomoses entre eux que quelques rameaux récurrents se dirigeant des parties antérieures vers les postérieures.

Mais ces vaisseaux que nous venons de signaler, ne

sont pas uniquement destinés à la choroïde. Au niveau du point où ils perforent la sclérotique, ils donnent un grand nombre de rameaux à cette dernière. Il en est de même des nerfs de la choroïde. Comme les artères, ces derniers perforent d'abord la sclérotique avant de se distribuer dans la choroïde ; mais fournissent à ce niveau un assez grand nombre de filets, qui innervent la sclérotique.

Ces nerfs, connus sous le nom de nerfs ciliaires, émanent du ganglion ophthalmique ; ils perforent la sclérotique plus ou moins obliquement tout autour de l'insertion du nerf optique, et fournissent des rameaux à toutes les membranes de l'œil ; suivant Muller, ces nerfs donneraient à la choroïde des ramuscules plus ou moins nombreux unis en réseau et offrant des cellules ganglionnaires sur leur trajet.

D'après ce court exposé, on voit que les vaisseaux et nerfs de la choroïde et de la sclérotique ont une commune origine ; outre ces rapports de vascularisation et d'innervation qu'affectent entre elles ces deux membranes si bien juxtaposées, il existe encore entre elles d'autres connexions. Je veux parler du tissu connectif à mailles larges qui forme un autre lien d'union à ces deux membranes.

Ces rapports anatomo-physiologiques de la sclérotique et de la choroïde sont comme on le voit, tellement intimes, qu'on doit s'attendre à voir fréquemment les deux membranes participer aux mêmes phénomènes pathologiques. C'est, du reste, ce qui arrive pour toutes les parties de l'œil où rarement l'inflammation reste confinée à une seule et unique membrane.

Cette propagation de la maladie de la choroïde à la

sclérotique, et réciproquement, se fait donc et s'explique très-facilement parce que entre ces deux membranes il y a plus qu'un rapport de simple voisinage, de contiguité; mais on comprend aussi que souvent l'inflammation scléroticale puisse passer inaperçue dans beaucoup de cas de choroïdite, car en vertu même de la nature du tissu sclérotical, cette inflammation doit produire une réaction bien faible et se traduire par des lésions bien moins accusées qu'elles ne le sont dans la choroïde, d'une texture autrement délicate, et par le fait, plus irritable.

C'est aussi en vertu de cette dernière raison, que le plus ordinairement le point de départ de la maladie, est dans la choroïde et non dans la sclérotique.

Si ces faits sont vrais pendant la période aiguë de la maladie, ils sont encore plus manifestes dans les transformations consécutives que peuvent subir l'une et l'autre membrane; la choroïde subit les désordres les plus accentués, tout son tissu se trouve dissocié et est détruit en presque totalité, tandis qu'à ce niveau la sclérotique ne paraît que très-peu altérée.

L'indépendance du système vasculaire de la choroïde dans les parties antérieures et postérieures n'est pas non plus sans influence sur le lieu d'élection de la choroïdite. La scléro-choroïdite affecte en effet deux formes bien différentes par le siége de l'ectasie; tantôt elle est limitée aux parties antérieures du globe et dans d'autres cas de beaucoup les plus fréquents, elle siége au pôle postérieur. Ces deux formes constituent, l'une, la scléro-choroïdite antérieure et l'autre, la scléro-choroïdite postérieure autrement dite staphylomateuse.

La rétine située en dedans de la choroïde est appliquée contre elle comme la sclérotique l'était en dehors, mais elle présente des adhérences moindres que cette dernière. Ce qui établit une démarcation plus grande, c'est l'indépendance du système vasculaire de la rétine et de la choroïde; néanmoins les chorio-rétinites sont plus fréquentes encore que les scléro-choroïdites ou du moins les lésions rétiniennes sont plus apparentes que celles de la sclérotique. Ce fait n'a rien qui doive nous surprendre. La résistance du tissu sclérotical offre en effet une barrière puissante aux envahissements de l'inflammation tandis que la texture si délicate de la rétine est incapable d'offrir la moindre résistance, pour peu que la choroïde déverse sur sa face externe quelques produits morbides.

Nous verrons aussi les affections choroïdiennes ne pas rester limitées aux trois membranes qui composent la coque oculaire, mais au contraire franchir cette limite et apporter des modifications profondes dans le corps vitré et le cristallin.

Ces considérations nous montrent combien est complexe l'étude des altérations atrophiques de la choroïde, car une semblable lésion ne peut exister à un degré un peu avancé sans avoir un grand retentissement sur toute la nutrition des parties profondes du globe.

Si nous passons en revue les principales maladies de la choroïde décrites dans les traités d'ophthalmologie, nous voyons les choroïdites y occuper une large part et sous ce nom, les auteurs distinguent plusieurs variétés. Suivant Wecker, les choroïdites forment trois groupes principaux qui sont : 1° la choroïdite séreuse, 2° la choroïdite plastique dite aussi exudative, disséminée, 3° enfin la choroïdite parenchymateuse, suppurative. Cette division est basée sur l'anatomie pathologique et les caractères bien tranchés que présente chacune de ces variétés de choroïdite justifient cette distinction.

Un court chapitre est réservé à la choroïdite atrophique (ectatique), et pour cet auteur, « les différentes formes de choroïdites ectatiques, se caractérisent par l'augmentation de volume du corps vitré, par une distension partielle ou totale des enveloppes de l'œil et une atrophie plus ou moins étendue de la choroïde. Les altérations inflammatoires de cette maladie n'ont pas encore été démontrées par l'anatomie pathologique et l'opinion qui regarde l'atrophie de la choroïde comme la conséquence du tiraillement des enveloppes de l'œil est certainement très-valable. » En somme, la choroïdite ectatique envisagée de cette façon se rattache à la forme séreuse des choroïdites dont elle ne serait qu'une variété.

Parmi les différentes formes de scléro-choroïdites, il en est qui peuvent rentrer dans cette classe de choroïdites ectatiques ; ce sont surtout les scléro-choroïdites postérieures ; cependant, cette explication de l'atrophie choroïdienne, par suite du tiraillement seul des enveloppes de l'œil, paraît aujourd'hui démontrée trop absolue, même pour les scléro-choroïdites postérieures. A plus forte raison, dans la scléro-choroïdite antérieure, les altérations de la sclérotique, altérations qui sont bien de nature inflammatoire, telles que l'injection du tissu cellulaire sous-conjonctival, au début de la maladie et plus tard les adhérences qui s'établissent entre la sclérotique et la choroïde prouvent qu'il y a eu plus qu'une simple distension par excès de pression intra-oculaire. Si cet excès de pression existe, c'est à titre d'épiphénomène et il ne fait que contribuer pour une part plus ou moins grande à l'ectasie scléroticale. Probablement même, l'exsudation séreuse n'est que la conséquence d'une altération première de la choroïde, laquelle un jour sera peut-être facilement accessible aux recherches anatomo-pathologiques.

Si ces altérations manquent ou se dérobent à nos investigations, ajoute le même auteur, il n'en faudrait pas conclure pour cela qu'il n'y a pas eu de travail inflammatoire, car souvent au moyen de l'ophthalmoscope et au début de la maladie, on peut constater la présence de masses exsudatives à la surface de la choroïde; tandis qu'à une période plus avancée, on est fortement embarrassé d'en reconnaître le caractère inflammatoire, en se basant uniquement sur les changements anatomiques survenus dans les éléments choroïdiens. Rien d'étonnant donc à ce que dans la choroïdite séreuse et atrophique, où les produits morbides s'épanchent dans le corps vitré, les symptômes anatomiques de phlogose manquent complétement.

Si dans les affections glaucomateuses, on voyait ordinairement l'épaisseur de la choroïde diminuer, son tissu s'atrophier, on pourrait tirer de ce fait cette conclusion, que cette même pression intra-oculaire capable à elle seule de produire l'excavation de la papille du nerf optique, peut aussi, en comprimant la choroïde, être la cause de son atrophie; mais la fréquence des altérations de nature atrophique dans les cas de glaucôme est encore à démontrer.

Cependant Sweigger affirme qu'il n'est point rare de constater un cercle blanc plus ou moins étendu au pourtour de la papille. Ce serait là le résultat d'une atrophie choroïdienne.

Il m'a été permis d'observer deux malades dont l'examen vient confirmer l'opinion de Schweigger.

L'observation du premier malade aurait été des plus concluantes; mais le malade ne s'est présenté qu'une seule fois à la clinique du Dr Galezowski et n'est pas revenu, néanmoins, j'ai pu faire le dessin du fond de son œil gauche. Les signes ophthalmoscopiques joints à d'autres symptômes fonctionnels qui sont restés présents à ma mémoire, la marche de la maladie dans cet œil et dans l'autre ne laissent pas de doute sur l'existence simultanée d'un glaucôme et d'une atrophie choroïdienne.

Le malade auquel je fais allusion, était âgé d'environ cinquante ans, il était complétement aveugle de l'œil droit où l'on constatait une cataracte très-marquée. Avant de perdre la vue, dans cet œil, il y avait éprouvé divers symptômes qui avaient été en tous points semblables à ceux qu'il constatait du côté gauche.

Dans l'œil gauche, on voyait déjà un commencement de cataracte (forme étoilée dehiscente); le fond de l'œil au pourtour de la papille présentant une énorme tache blanche, sur laquelle néanmoins la papille se dessinait assez nettement. Cette atrophie choroïdienne péripapillaire fixait d'abord l'attention et l'excavation aurait parfaitement pu passer inaperçue; néanmoins cette excavation existait réellement. Si, sur les bords de la papille, le coude en forme de crochets que présentent ordinairement les vaisseaux en pareil cas était à peine accusé, cela tenait évidemment à l'atrophie choroïdienne située au pourtour; mais ce qui était très-caractéristique, c'est la disposition qu'affectaient les vaisseaux. Au niveau de la papille, ils étaient petits, filiformes, puis arrivés au bord papillaire, ils se renflaient subitement et acquéraient le volume normal pour le conserver dans tout le reste de leur trajet.

Des douleurs périorbitaires au début, la sensation subjective de cercles lumineux irisés autour de la flamme des bougies et surtout l'abolition complète du champ visuel interne étaient des signes assez concluants. La présence d'une cataracte double ne pouvait même que confirmer dans l'idée de glaucôme, car dans cette dernière affection la cataracte est loin d'être rare. M. Galezowski qui avait aussi examiné le malade avait porté le diagnostic suivant : glaucôme avec complication d'atrophie choroïdienne.

L'observation qui suit n'est pas moins intéressante quoique un peu moins concluante; il s'agit d'un malade entré dans le service du Dr Cusco. A l'œil gauche, il y a une atrophie choroïdienne très-nette, tandis que l'œil droit présentait plusieurs signes d'une affection glaucomateuse.

Observation. — M. E. Cl. 49 ans, garçon dans un restaurant à toujours joui d'une bonne santé, sauf une attaque de rhumatisme articulaire aigu, qui lui fit garder le lit pendant environ deux mois. Cette maladie remonte au moins à dix ans. Après le siége de Paris, cet homme, se trouvant sans travail, alla à Clichy où il fut occupé pendant un mois à la fabrique de céruse. De fortes coliques de plomb l'obligèrent de quitter ce travail. Il entra à l'hôpital Beaujon dans le service de M. Matice et y resta deux mois. Pendant ce temps, l'empoisonnement saturnin se traduisit encore par de la paralysie des extenseurs de la main droite et le malade ressentit, en outre, à différents intervalles, des sortes de crampes dans tout le front. Ces crampes qui étaient accompagnées de douleurs assez vives, se répétaient souvent trois à quatre fois par jour. A cette même époque, le malade s'aperçut de la présence d'un petit point noir dans l'œil gauche. Néanmoins, l'examen ophthalmoscopique de l'œil ne fut pas fait et le malade fut envoyé à Vincennes.

Sorti de cet asile, le malade entra dans un restaurant comme garçon de service. Mais la vue de l'œil gauche, loin de s'améliorer ne fit que baisser de jour en jour. Le scotôme qu'il avait en face et un peu en dehors s'élargissait de plus en plus et les sensations subjectives d'irisation autour de la flamme des bougies s'accentuaient davantage. Bientôt, la vue fut presque complétement abolie de ce côté; les douleurs frontales avaient cessé depuis longtemps.

L'œil droit, qui jusque là, avait été bon, commença à cette époque, à apercevoir quelques points noirs apparaissant comme des mouches volantes; l'angle externe de cet œil devint aussi le siége de légers tiraillements.

La crainte de perdre l'œil droit de la même façon que l'œil gauche décida le malade à entrer à l'hôpital de la Charité dans le service de M. Gosselin il y a environ dix-huit mois.

Après examen ophthalmoscopique, l'œil gauche fut regardé comme perdu sans espoir d'amélioration; le malade ne peut dire au juste quel diagnostic fut porté pour l'œil droit. Il fut soumis à une médication ferrugineuse et à l'usage des bains sulfureux.

Un mois de séjour à l'hôpital sembla apporter une légère amélioration; mais elle fut de courte durée. Les points noirs continuèrent à incommoder le malade de plus en plus: le soir surtout il se conduit avec la plus grande difficulté, et autour de la flamme des becs de gaz il aperçoit comme un soleil : Le malade entra à l'Hôtel-Dieu dans le service de M. Cusco, salle Sainte-Marthe, et l'on constata ce qui suit : De l'œil gauche, il distingue à peine. C'est au point que de cet œil, il ne voit qu'un point blanc lorsqu'on lui présente le caractère n° 100 de l'échelle du Dr Galzowski, où les lettres sont en blanc sur un fond noir.

Avec l'œil droit, le malade peut encore, sans le secours d'aucun verre, lire le n° 12 de la même échelle. Il y a de ce côté un rétrécissement concentrique du champ visuel interne extrêmement prononcé, la papille, moyennement dilatée, présente un reflet grisâtre et une paresse inaccoutumée à se mouvoir sous l'influence d'un changement d'intensité de la lumière.

La chambre antérieure dans les deux yeux a la profondeur normale, le globe de l'œil ne présente pas une sensibilité plus ou moins marquée que d'habitude.

L'examen ophthalmoscopique démontre à gauche, une plaque énorme d'atrophie choroïdienne qui occupe presque tout le pourtour de la papille. Vers la partie externe de la papille seulement, il reste une petite languette de tissu choroïdien non altéré.

A droite, le bord externe de la papille présente une légère infiltration; à la partie inférieure (supérieure à l'image renversée), un des vaisseaux présente un coude; d'autres vaisseaux sont filiformes à leur origine, pour acquérir un volume beaucoup plus considérable vers les limites de la papille.

La papille, dans son ensemble, paraît déjà un peu excavée et blanchâtre, mais si nulle part on ne découvre encore d'atrophie choroïdienne proprement dite, on voit qu'elle ne tardera pas à arriver, car, déjà la rétine paraît envahie par quelques exudats choroïdiens. C'est pourquoi il eût été intéressant de connaître les détails de la maladie de l'œil gauche et il ne le serait pas moins de suivre l'évolution de l'affection dans l'œil droit. Cependant, il semblerait au premier abord, que cet œil va subir le sort du premier. Quoiqu'il en soit, la présence d'une atrophie choroïdienne à gauche et d'une affection glaucomateuse dans l'autre œil est un fait assez curieux et intéressant. De plus, il est permi de se demander quelle influence l'intoxication plombique peut avoir eu sur le désordre oculaire que nous venons de signaler.

L'iridectomie a été pratiquée sur l'œil droit, le 18 novembre 1875.

Ce qu'il y a d'important dans cette observation, c'est de voir ce qui se passe dans l'œil droit. Cet œil a des tendances à l'affection glaucomateuse. Plusieurs symptômes propres à cette affection sont ici des plus marqués;

d'autres au contraire, font absolument défaut. De plus, il y a toute apparence que dans cet œil la choroïde vienne à s'atrophier prochainement. Ce qui s'est passé dans l'autre œil doit le faire craindre et de plus, l'examen ophthalmoscopique révèle déjà des changements anatomiques qui permettent de soupçonner, sinon d'affirmer un commencement de chroïdite de nature atrophique. Nous ferons encore une remarque à propos de l'œil gauche, c'est l'abolition totale de la vision dans cet œil. Évidemment cette perte de vision n'est pas d'accord avec l'étendue de la lésion choroïdienne. A quoi pourrait-on l'attribuer? C'est là un problème difficile à résoudre. Les accidents saturnins éprouvés par le malade viennent encore compliquer la question. Mais cependant il est permis de se demander si dans cet œil aussi bien que dans l'autre, il n'y a pas eu une tendance glaucomateuse, tendance qui aurait pu s'accentuer davantage, si des circonstances particulières n'avaient été capables d'entraver plus ou moins la marche des phénomènes glaucomateux.

M. Cusco admet en effet une sorte d'antagonisme entre le glaucôme et l'atrophie choroïdienne. Pour lui ces deux affections peuvent bien exister simultanément; mais le fait est rare, précisément à cause de cette sorte d'antagonisme. La série des accidents glaucomateux n'arrive, suivant lui, que par suite de la rétraction et l'épaississement du tissu de la sclérotique, il suffit que cette résistance apportée par les membranes de l'œil vienne à disparaître pour que le phénomène glaucomateux ne puisse se produire. Or, tant que la sclérotique offre une résistance suffisante pour ne pas se laisser refouler, (ce qui est une des conditions essentielles du glaucôme) la choroïde étant soutenue, n'est pas tiraillée et résiste à l'atrophie ; mais que la sclérotique vienne à céder, la choroïde se trouve dans les conditions favorables à l'atrophie. Dès lors deux conditions sont réunies, qui doivent mettre fin aux tendances glaucomateuses ; car d'une part, la résistance de la coque oculaire a diminué et ensuite la choroïde étant la membrane sécrétante des liquides de l'œil, cette sécrétion doit assurément diminuer en même temps que le tissu choroïdien tend à disparaître.

L'explication de l'atrophie choroïdienne, par suite du tiraillement de cette membrane, ne pouvant s'appliquer à tous les cas, Wecker en donne une autre, qui est la suivante. Dans un grand nombre de cas, la choroïdite désignée sous le nom de plastique (exsudative) se caractérise par la présence de produits inflammatoires, c'est-à-dire de masses exsudatives à la surface et quelquefois dans le tissu même de la choroïde. Ces exsudats, s'ils n'ont pas été déposés en trop grande abondance, ou s'ils n'ont pas séjournés trop longtemps peuvent laisser la choroïde complétement intacte ou à peine modifiée, quant au contenu pigmentaire des cellules qui la constituent ; mais, lorsqu'ils sont déversés en trop grande abondance, ils peuvent, en comprimant plus ou moins directement les éléments de la rétine et de la choroïde, manifester leur présence en déterminant l'atrophie de ces membranes, atrophie générale, s'il s'agit de la forme séreuse, atrophie partielle, si les masses exudatives coagulables sont circonscrites et localisées à la surface de la choroïde, comme il arrive à la choroïdite plastique.

La compression, par le tiraillement qu'elle détermine, pourrait donc à elle seule produire l'atrophie, mais cependant nous voyons aussi que M. Wecker apporte une restriction à cette explication, puisque dit-il, les phénomènes inflammatoires auraient bien pu exister tout en passant inaperçus; enfin dans beaucoup de cas, l'atrophie ne serait que la conséquence d'une choroïdite plastique.

M. Galezowski, dans son traité des maladies des yeux, assigne trois formes différentes aux altérations de la choroïde : « les unes sont de nature atrophique; d'autres donnent lieu à une exsudation plastique ou purulente; d'autres enfin sont caractérisées plus spécialement par une exsudation séreuse qui, en se répandant dans le corps vitré, augmente son volume et amène les signes de compression intra-oculaires observés plus spécialement dans le glaucôme.

« Les atrophies choroïdiennes sont liées à des lésions du trijumaux et reconnaissent pour cause *l'altération des parois des vaisseaux, leur état athéromateux ou leur oblitération complète.* Ce résultat serait dû, suivant un processus tout particulier, à l'inflammation de la choroïde. Il y aurait d'abord décoloration de l'épithélium pigmentaire, suivie bientôt de la disparition complète des molécules pigmentaires contenues dans les cellules, et de la destruction des cellules elles-mêmes. Ce phénomène initial atrophique serait accompagné d'une atrophie complète des capillaires et même des vasa verticosa, d'où la teinte blanchâtre des portions atrophiées. » Suivant que la choroïdite atrophique apparaît sous forme de taches isolées et disséminées, ou bien qu'après avoir commencé dans un point donné elle s'étend par voisinage de proche en proche, jusqu'à ce qu'elle amène une destruction très-étendue de la choroïde, cet auteur distingue une choroïdite atrophique disséminée et une choroïdite atrophique généralisée.

En résumé, d'après cette interprétation, la choroïdite atrophique dans l'une ou l'autre de ses formes serait une maladie parfaitement tranchée ayant une marche et une évolution complète. Son caractère essentiel, l'altération, l'oblitération des vaisseaux en feraient une maladie idiopathique, une véritable entité morbide. Cette manière de concevoir une altération des vaisseaux n'a rien qui ne soit logique et conforme à ce qu'on observe dans d'autres parties de l'économie. Nous verrons aussi que cette manière de voir n'est pas une simple vue de l'esprit, les histologistes ayant décrit dans la choroïde, des lésions portant spécialement sur le système vasculaire, telles que la sclérose de la membrane chorio-capillaire, la stéatose de la tunique vasculaire en un mot toutes les dégénérescences connues. L'embolie des vaisseaux de la choroïde a été également signalée, et c'est là une cause d'atrophie qu'on ne peut contester. Mais ces altérations sont rares, surtout si on les compare à la fréquence des cas ordinaires de l'atrophie : le rôle ordinaire de l'inflammation n'est pas d'oblitérer les vaisseaux, en sorte que le pocessus, suivant lequel s'opère cette oblitération est encore à démontrer.

Pour M. Cusco, l'atrophie de la choroïde est la conséquence de l'inflammation de cette membrane. Elle se présente, d'après cet auteur, sous deux formes, l'une simple et l'autre compliquée d'altération de la sclérotique.

Dans le staphylôme postérieur qui n'est qu'une variété d'atrophie choroïdiene, il existe souvent des adhérences entre la choroïde et la sclérotique sur la limite de la plaque ectatique. Cette adhérence, ainsi que l'existence de flocons dans le corps vitré et l'engorgement des vaisseaux choroïdiens ont décidé de Graefe à reconnaître aussi la nature inflammatoire de cette affection et à considérer la maladie comme une scléro-choroïdite postérieure.

On ne peut nier que ces différents processus, indiqués par ces auteurs pour expliquer l'affection choroïdienne qui nous occupe, soient l'expression de la vérité. Chacune de ces opinions étant très-défendable dans beaucoup de cas, cela nous montre qu'on ne saurait considérer l'atrophie choroïdienne comme un état pathologique toujours identique à lui-même.

C'est pourquoi, en ayant égard à ces considérations et en résumant les principales théories qui ont été émises, nous sommes conduits à reconnaître trois classes d'atrophies choroïdiennes.

1° Dans un certain nombre de cas où il nous est possible d'assister au début de la maladie, à cause même de la violence de ce début, nous sommes en présence de phénomènes franchement inflammatoires ayant tous les caractères de ce qui s'observe dans certaines formes d'iritis ou de choroïdites. Il en est ainsi dans quelques cas d'atrophies partielles portant le nom d'atrophies disséminées ; mais un même processus inflammatoire et d'intensité plus grande encore peut aussi porter sur une large étendue de la choroïde et amener un résultat identique sous la forme généralisée. A ce titre, l'atrophie n'est donc qu'une suite ou une complication de la choroïdite proprement dite. Lorsqu'il s'agit d'atrophie disséminée il est probable que la choroïdite a été plastique, lorsqu'au contraire, l'atrophie est généralisée la choroïdite a plutôt revêtu la forme parenchymateuse.

2° Lorsque l'atrophie est généralisée, de même que dans le staphylôme postérieur, il se peut qu'une hypersécrétion des liquides intra-oculaires produite sous une influence pathologique encore indéterminée ait amené un compression capable d'entraver la nutrition des membranes de l'œil. Souvent l'examen le plus minutieux, avec le secours même du microscope ne peut saisir le mode d'évolution de l'atrophie, et, comme dans les affections hydrophthalmiques, la myopie en particulier, cette hypersécrétion des humeurs de l'œil, ne peut être mise en doute, la compression qui en résulte sur les membranes de l'œil doit nécessairement avoir une influence sur leur nutrition. Dans l'atrophie disséminée, ce rôle de la compression n'a pas à intervenir et par le fait, ce n'est pas là la forme d'atrophie qui s'observe dans les maladies hydrophthalmiques.

Nous avons vu cependant qu'il ne faudrait pas attacher une importance trop absolue à la compression et que même dans de certaines affections hydrophthalmiques, l'atrophie devait être sous la dépendance directe d'un processus moins hypothétique; la compression ne joue alors qu'un rôle secondaire, elle contribue seulement à activer l'atrophie.

3° Dans la troisième classe d'atrophies, celles qu'on doit appeler primitives, il faut ranger toutes celles qui ne peuvent reconnaître un des processus que nous venons d'indiquer.

A mesure que l'anatomie pathologique fait des progrès, on voit le nombre de ces atrophies diminuer.

Le début de l'affection a pu être insidieux, mais il est beaucoup de cas qui certainement doivent entrer dans les deux premières classes et principalement dans la première.

Il est d'autant plus permis d'admettre que la choroïde peut être le siége d'un travail phlegmasique à marche chronique et ne donnant lieu à aucune réaction apparente que cette manière de voir est conforme à ce qui s'observe pour beaucoup d'autres tissus de l'économie.

ETIOLOGIE

Si nous passons en revue les différentes causes auxquelles on a pu attribuer avec des raisons suffisantes, l'atrophie choroïdienne, nous voyons que ces causes se divisent en deux groupes, les unes qui par leur mode d'action tendraient à faire admettre un processus inflammatoire pour expliquer l'atrophie, les autres au contraire qui tendraient à faire regarder l'atrophie choroïdienne comme une sorte de défaut de nutrition ou plutôt d'arrêt de développement.

Si dans le glaucôme, on démontre que la choroïde a diminué d'épaisseur, s'atrophie, ce sera la preuve du rôle important que peut jouer la compression dans l'atrophie choroïdienne.

Parmi les causes du premier groupe nous devons ranger immédiatement toutes les actions traumatiques qui ont intéressé directement ou indirectement les membranes internes de l'œil.

Nul doute à avoir sur ce processus morbide, à la suite d'une piqûre, déchirure ou contusion de la choroïde, du sang s'épanche, une choroïdite se déclare, accompagnée de symptômes plus ou moins graves et se termine par suppuration et fonte de l'œil, ou bien dans les cas plus favorables, les produits d'inflammation subissent une régression plus ou moins lente entraînant avec eux la disparition ou la transformation des tissus normaux.

C'est là ce qu'on observe à la suite de blessures de la choroïde dans le cours d'une opération ou à la suite de l'introduction de corps étrangers, tels qu'éclats de capsules ou de copeaux métalliques, comme c'est le cas dans une de nos observations.

Les hémorrhagies, les apoplexies de la choroïde ou de la rétine peuvent aussi être regardées comme agissant de la même façon que les traumatismes précédents, quoique à un degré moins prononcé.

La suppression des règles, en déterminant une poussée congestive du côté d'un organe quelconque est souvent l'origine d'un travail plegmasique de cet organe, il en est évidemment de même pour les membranes de l'œil. Du reste, ce fait parait se rencontrer assez fréquemment, et, d'après l'opinion que j'ai entendu émettre par M. Galezowski dans ses cours cliniques, cette variété d'atrophie choroïdienne supplémentaire des règles, serait celle sur laquelle les moyens thérapeutiques auraient le plus de prise.

Observation. — Mlle X, 20 ans, habite l'Algérie depuis un an environ, sa vue ne cesse de baisser de l'œil droit, elle a déjà fait plusieurs traitements locaux qui lui ont été prescrits par divers médecins de son pays. Mais enfin, elle se décida à venir à Paris pour consulter le Dr Galezowski ; à l'examen ophthalmoscopique, on trouva une atrophie choroïdienne disséminée très-marquée du côté droit. Du côté gauche, au contraire, la vue est à peu près bonne : Néanmoins, cette jeune personne à déjà cru remarquer que la vue faiblissait et elle commence à concevoir des craintes sérieuses pour cet œil. A l'ophthalmoscope, on ne peut pas encore constater la moindre tache blanchâtre, mais le fond de l'œil paraît plus injecté en certains points ou même, on croit distinguer des masses plus foncées qui seraient déjà dues à la migration du pigment choroïdien dans la rétine. Le diagnostic porté est atrophie choroïdienne avancée de l'œil droit et commençant à gauche.

Interrogée sur l'état de sa menstruation, cette jeune personne déclare qu'elle est fort mal réglée depuis deux ans environ, et que c'est seulement depuis le moment où ces fonctions ont cessé d'être normales que la vue a baissé.

Parmi les maladies constitutionnelles qui sont regardées avec le plus de droit comme pouvant avoir de l'influence sur la choroïde, nous devons citer la syphilis en première ligne. Rien de plus fréquent, en effet, que de rencontrer des malades atteints de rétino-choroïdite syphilitique, se traduisant objectivement par un trouble prononcé du à des flocons du corps vitré et un état nuageux de la papille.

C'est même là une des formes oculaires les plus fréquentes de la syphilis, et, comme dans toutes espèces d'altérations inflammatoires de la choroïde avec dépôt exsudatif, le processus habituel amène l'atrophie de la membrane vasculaire.

Mais, outre cela, il y a une autre manifestation choroïdienne de la syphilis avec terminaison atrophique probable, qui a mérité une place à part, puisque Wecker, dans son traité, à côté d'une choroïdite disséminée simple, décrit aussi une choroïdite disséminée spécifique.

La fréquence du staphylôme postérieur ou des atrophies choroïdiennes chez les très-jeunes enfants, n'est pas une preuve d'un arrêt de développement, car le même travail qui produit l'atrophie choroïdienne chez l'adulte peut aussi la produire pendant la vie fœtale, mais si le fait observé par mon ami le Dr Kohn vient à être confirmé, à savoir que chez les aliénés, les idiots même, en bas âge, l'atrophie choroïdienne est relativement très-fréquente, on sera en droit de conclure que la maladie que nous étudions peut se lier à un défaut de nutrition.

L'observation suivante, d'une femme atteinte à la fois d'atrophie choroïdienne et d'épilepsie, n'est peut-être qu'une simple coïncidence, mais néanmoins, le fait est bon à enregistrer.

Observation II. — Mme Girard, 53 ans, cuisinière, a été prise il y a six ans, pendant son sommeil, d'une première attaque d'épilepsie qui se renouvela deux mois après; à partir de ce moment, les attaques reviennent de temps en temps, tantôt deux à trois fois pendant un mois et tantôt restant quatre à cinq mois sans reparaître; toujours avant et après l'attaque Mme G. est prise de lassitude et de douleurs violentes dans la tête.

Mme G. a toujours été myope ; mais avant sa première attaque d'épilepsie, son acuité visuelle était bonne. Environ un an après le début des accidents épileptiques, la vue a baissé dans l'œil droit, et environ trois années après, Mme G. ne pouvait plus distinguer qu'un brouillard épais de cet œil. De l'autre, la vue est satisfaisante, elle lit le n° 1 de l'échelle.

A l'examen ophthalmoscopique, on constate une atrophie choroïdienne presque généralisée, ou plutôt, répartie sur une large surface, car, au milieu des parties atrophiées se trouvent encore des parties qui, si elles ne sont pas complétement saines, ont du moins conservé leur coloration. Les taches blanches sont parsemées de pigment ; mais leurs bords ne sont pas franchement délimités ce qui prouve que la maladie est encore en voie de progression, les parties encore rosées étant déjà criblées de taches noires. — L'œil gauche présente un staphylôme postérieur déjà prononcé.

ANATOMIE PATHOLOGIQUE

Nous avons admis que l'atrophie choroïdienne pouvait se mêler aux divers états pathologiques et inflammatoires de la choroïde, ou en être le dernier terme ; d'autre part, l'impossibilité où nous sommes de la rattacher toujours à une autre affection, nous oblige de faire une classe d'atrophies que nous désignons du nom de primitives, et enfin, nous comprenons que dans les affections hydrophthalmiques, l'excès de pression puisse amener une atrophie ou contribuer pour une certaine part à cette atrophie, le staphylôme postérieur pouvant, dans beaucoup de cas, reconnaître cette explication.

Pour bien nous rendre compte des lésions anatomiques et suivre, en quelque sorte pas à pas, les transformations choroïdiennes, nous sommes forcés d'établir une division analogue. Nous étudierons donc en première ligne les lésions de toutes les affections inflammatoires de la choroïde qui peuvent aboutir à une fin commune l'atrophie; dans un deuxième paragraphe, nous nous contenterons de constater les lésions telles que nous les avons vues aidés du microscope, dans les cas où il est impossible d'établir sur des données certaines l'existence d'une choroïdite antérieure; et enfin, nous dirons quelques mots des atrophies par excès de pression intraoculaire.

Les auteurs qui ont écrit sur la question, ont signalé toutes sortes de lésions ou de productions pathologiques plus ou moins anormales pouvant amener la dégénérescence choroïdienne accompagnée ou non de lésions rétiniennes. C'est d'abord, la décoloration et le trouble de l'épithélium pigmentaire avec conservation de la choroïde et de la rétine (Schweiger, Hulche), la dégénérescence graisseuse de l'épithélium pigmentaire, la sclerose de la membrane chorio-capillaire avec décoloration de l'épithélium pigmentaire (Schweiger). La stéatose de la tunique vasculaire (Vedl) l'embolie des petites branches de l'artère ciliaire dans la choroïdite décrite comme une embolie périphérique par Muller : la dégénérescence graisseuse des cellules du stroma dans les couches internes touchant à la chorio-capillaire (Schweiger) la réunion de petits grains graisseux dans les aréoles de la chorio-capillaire (Wedl). — Pagenstecher a décrit la dégénérescence du plasma de la chorio-capillaire avec prolifération de l'épithélium pigmentaire et transformation des couches externes de la rétine en un tissu aréolaire.

Mes recherches personnelles, ayant porté plus spécialement sur une atrophie choroïdienne assez étendue consécutive à une choroïdite traumatique, je rapporterai en détail les résultats que j'ai constatés, mais auparavant je vais faire connaître l'observation du malade.

Observation. — *Choroïdite traumatique.* Vers le mois de septembre 1867, M. Ch. mécanicien, demeurant 9, rue Magenta à Puteaux (Seine), coupait un morceau d'acier serré dans un étau; il s'en détacha un éclat qui le frappa violemment dans le blanc de l'œil droit en bas et en dedans du côté du nez. Ce morceau d'acier avait trois à quatre millimètres de longueur. La plaie saigna peu; c'est à peine s'il s'écoula plus de trois à quatre gouttes de sang, un lavage à l'eau froide ayant suffi pour arrêter l'hémorrhagie.

Le malade souffrit beaucoup environ pendant trois semaines surtout lorsqu'il était exposé aux rayons du soleil; mais les douleurs finirent par disparaître et tout ce qui resta de l'accident fut une sorte de tendance au strabisme du côté de l'œil blessé. Le malade n'y attacha donc pas grande importance et, croyant que tout était fini, se remit à travailler. A propos de ce commencement de strabisme, je noterai en passant, que sa cause probable était la rétraction musculaire consécutive à la blessure de quelques fibres du droit interne.

Cependant, l'œil se troublait de plus en plus et même d'une manière très-sensible. A partir du mois de décembre 1868, il ne voyait déjà plus de l'œil droit.

En février 1875, il lui sauta encore dans le même œil plusieurs petits morceaux de cuivre de la grosseur d'une petite tête d'épingle. Ces fragments de métal furent retirés immédiatement dans l'atelier même par ses camarades; mais a partir de ce moment, des douleurs effrayantes se sont déclarées à la tempe droite, la paupière supérieure étant le siége d'une cuisson assez vive et d'une vascularisation également intense.

La première fois que ces douleurs se firent ressentir, elles durèrent quatre jours, après quelque temps de calme, elles reparurent de plus en plus fortes jusqu'au moment de l'opération qui eût lieu le 3 juin. C'est qu'en effet, à l'occasion de ces douleurs, l'œil gauche qui était bon auparavant, commençait à devenir trouble et la fixation des objets difficile, ce qui détermina le malade à venir à la clinique du Dr Galezowski. Le malade présentait alors les symptômes suivants :

Œil droit. — L'œil est rouge, douloureux à la pression et un peu dur. Il est le siége d'un larmoiement abondant Le centre de la cornée est trouble, dépoli, et si l'on examine avec la loupe, on remarque de petits points noirs semés çà et là dans l'épaisseur même de cette membrane. Le cristallin est flottant dans la chambre antérieure; il est représenté par une masse sans contours nets, se déplaçant facilement. L'iris est refoulé en arrière, contracté et décoloré.

Le malade distingue à peine le jour de la nuit. Les taies de la cornée gênent dans l'examen ophthalmoscopique, cependant sans pouvoir distinguer l'état du fond de l'œil, on peut s'assurer que les milieux sont transparents.

L'œil gauche est le siége de phénomènes sympathiques; mais on ne peut y découvrir aucune altération.

Le diagnostic porté pour l'œil droit fut le suivant :

Choroïdite traumatique avec luxation du cristallin.

On prescrivit, six sangsues à la tempe, l'instillation de gouttes d'un collyre ou sulfate neutre d'atropine et frictions sur la tempe avec la pommade au chlorhydrate de morphine.

Quelques jours après, il fut prescrit de l'iodure de potassium à l'intérieur, mais tout cela sans grands résultats et dans le but d'arrêter l'ophthalmie sympathique à gauche en même temps que pour arrêter les douleurs.

M. Galezowski pratiqua l'énucléation de l'œil; l'opération fut effectuée sans difficulté par le procédé de Bonnet de Lyon, procédé généralement mis en usage par le Dr Galezowski; le malade fut préalablement soumis à la chloroformisation. La guérison ne se fit pas attendre longtemps; le malade éprouva un calme parfait et de plus, la vision redevient nette dans l'œil gauche.

Quelques jours après l'opération, ayant pratiqué une coupe antéro-postérieur de cet œil allant de la cornée au nerf optique et divisant le globe en deux moitiés, j'aperçus au milieu d'une de ces moitiés faisant saillie à travers les membranes internes un corps étranger métallique dont on n'apercevait pas la moindre trace extérieurement.

Au lieu de vastes désordres, et d'une désorganisation profonde, le corps vitré était presque transparent, les membranes internes ne paraissaient ni décolées, ni ridées; il n'y avait pas non plus de dépôts et d'exsudats à leur surface; l'une des moitiés de l'œil offrait à peu près la teinte d'un œil ayant séjourné dans le liquide de Muller, mais l'autre moitié présentait une vaste tache blanchâtre avec des bords diffus et non taillés comme à l'emporte-pièces. Ça et là se voyaient quelques masses pigmentaires noirâtres, qui n'étaient autre chose que du pigment accumulé en masse. Cette teinte apparaissant comme à travers un voile, était due à la sclérotique que les deux membranes internes décolorées et amincies, étaient incapables de cacher entièrement. Sans aucun doute, avec l'ophthalmoscope, si l'examen eût été possible avant l'opération, on aurait pu découvrir une semblable lésion.

Au milieu de cette tache blanche, un point foncé faisait une légère saillie, en le touchant avec la pointe d'une aiguille, il fut aisé de reconnaitre un corps étranger métallique encore implanté dans les membranes de l'œil. Cet examen à l'œil nu étant terminé, l'œil fut replongé dans le liquide de Muller dans le but d'obtenir un durcissement plus convenable pour des recherches minutieuses.

A la première séance qui eut lieu à la société anatomique, je fis la présentation de cette pièce comme étant un exemple frappant d'atrophie choroïdienne traumatique occasionnée par la présence du corps étranger.

Après un mois environ de macération dans le liquide, je procédai aux recherches microscopiques. Mais auparavant, comme le malade par sa profession de mécanicien, avait été exposé à deux reprises différentes à des accidents du même genre, il était intéressant de fixer au juste l'époque d'introduction du corps étranger. Cette recherche était facile. La première fois qu'un corps dur frappa l'œil du malade en 1867, il travaillait de l'acier, la deuxième fois, c'était du cuivre; un trait de lime sur le petit corps étranger extrait préalablement avec précaution, suffit pour convaincre que l'accident remontait à l'année 1867, ce fait avait son intérêt, car il montrait que cette parcelle d'acier pour séjourner dans l'œil un aussi longtemps n'avait dû déterminer que des phénomènes d'irritation peu intenses, ce qui explique pourquoi nous n'avons pas eu affaire à une choroïdite purulente ou une fonte de tout l'œil.

Les premières coupes que je fis de la choroïde et de la rétine allaient du nerf optique à la partie antérieure de l'œil, en passant par l'endroit d'implantation du corps métallique. C'est une portion de cette coupe que j'ai représentée pl. I, fig. II et III. Cette portion était située près de la papille et assez loin du corps étranger, aussi les lésions doivent-elles y être moins profondes, moins avancées que plus en avant. Effectivement, l'épaisseur relative de ces deux membranes accolées quoique moindre qu'à l'état normal, était plus grande à ce niveau que sur une portion plus antérieure de la coupe, ou en certains points même, elles étaient intimement soudées l'une à l'autre, et leur épaisseur était réduite à une feuille extrêmement mince. Sur des préparations mises à plat on aperçoit plusieurs de ces petites plaques d'atrophie complète. Elles tranchent très-nettement par leur transparence sur les parties voisines où la dégénérescence est bien moins avancée. La figure I, pl. II, montre les débris de la rétine et de la choroïde dans un de ces points. Leur structure normale y est complétement méconnaissable; de la rétine, il ne reste qu'un tissu fibreux à fibres parallèles, et dans la choroïde, toutes les cellules pigmentaires ont disparu ou sont décolorées. Quelques vaisseaux seulement existent encore, mais rien de particulier ne saurait indiquer qu'ils ont fait partie de la choroïde.

J'ai représenté dans la figure I, pl. I, une rétine et une choroïde normales, dans le but de mieux faire ressortir par comparaison avec les figures suivantes, toutes les altérations produites. De plus, comme les trois premières figures ont été faites en partie au moyen de la chambre claire de Oberhauser et avec un même grossissement; elles donneront une idée plus exacte des proportions dans l'état normal et dans l'état pathologique.

Un premier fait qui frappe, c'est la production dans

l'épaisseur de la choroïde d'une quantité d'éléments arrondis, colorés en rouge par le carmin et qui ne sont autre chose que les noyaux de cellules jeunes, de cellules embryonnaires. Dans les points qui sont représentés, ces éléments sont tellement nombreux qu'ils ont pris la place de tout ce qui était tissu choroïdien. La figure III même, présente une accumulation telle de ces éléments qu'ils ont produit un renflement assez marqué. Au premier abord, on pourrait croire à un abcès dans l'épaisseur de la choroïde, où les éléments arrondis ne seraient autre chose que des globules purulents; mais la marche clinique de la maladie, enlève l'idée d'abcès ; d'ailleurs une infiltration purulente surtout celle qui serait arrivée à la suite d'un pareil traumatisme, n'aurait pu être tolérée aussi longtemps sans détruire les enveloppes et faire irruption dans le corps vitré : la simple inspection à l'œil nu des membranes, aurait été suffisante pour faire rejeter cette opinion.

Ailleurs, le tissu propre de la choroïde était moins désorganisé ; mais, quoique en moins grand nombre, il est vrai, on y retrouvait encore les mêmes corps arrondis, occupant les interstices du tissu choroïdien. Pl. I, fig. IV.

En somme, cette production d'éléments jeunes dans la choroïde, n'est autre chose que le résultat d'une choroïdite embryonnaire, d'une choroïdite parenchymateuse. Dans notre cas, la maladie a été très-intense et remontait déjà à une époque assez éloignée ce qui explique l'extrême abondance des éléments nouveaux ; dans la majorité des cas, la prolifération cellulaire est moins prononcée; mais elle n'en existe pas moins, et, c'est là le caractère bien tranché de cette maladie.

Un deuxième fait non moins important, réside dans des altérations du pigment de la choroïde, altérations qui portent surtout sur la couche épithéliale interne de la choroïde, au point qu'en quelques parties, cette couche a complétement disparu. Cette disposition est très-remarquable sur quelques préparations appartenant à M. le Dr Poncet, et cette absence complète de pigment par quartiers isolés, coïncidant avec des altérations encore peu avancées des autres parties sous-jacentes de la membrane, est la preuve évidente qu'une des lésions initiales de la choroïdite atrophique, peut être la résorption ou la transformation des cellules pigmentaires. Que ces cellules pigmentaires appartiennent véritablement à la choroïde, ou bien comme on tend à le croire aujourd'hui, qu'elles fassent partie de la rétine, cela n'a qu'une médiocre importance, au point de vue que nous envisageons, attendu que dans l'affection qui nous occupe, les lésions loin de rester localisées dans la choroïde, envahissent si souvent les deux membranes que le contraire peut être regardé comme l'exception, aussi la dénomination de rétino-choroïdite atrophique pourrait-elle être substituée avec avantage à celle qui est généralement employée.

Ces altérations du pigment choroïdien sont de deux ordres : ici, c'est la disparition ou la transformation de la cellule qui contient les granulations pigmentaires, là c'est la migration de ces mêmes cellules ou au moins de leur contenu coloré.

Comment s'effectue la dépigmentation de la choroïde?

Il est évident que la présence de particules colorées, tranchant vivement par leur coloration foncée sur l'éclat de certaines plaques atrophiques milite singulièrement en faveur de l'opinion admise par beaucoup d'auteurs, et dans laquelle les cellules subiraient d'abord un gonflement, se briseraient pour laisser déverser leur contenu dans les parties avoisinantes.

Mais la dépigmentation peut également avoir lieu sans que les cellules aient rien perdu de leur forme comme on peut le voir sur la planche II, fig. III, en *a*, où, à côté de cellules encore intactes, on en voit d'autres dans lesquelles les particules colorées ont disparu en tout ou en partie.

Quant au pigment anormalement disposé en masses plus ou moins volumineuses, il siége généralement sous forme de taches disséminées au milieu même des plaques atrophiques, ou plutôt sur le bord de ces plaques auxquelles il forme un liseré noirâtre; enfin, ce pigment peut être transporté jusques dans la rétine.

On assigne aussi deux origines distinctes à ce pigment ; pour certains auteurs, ce pigment viendrait de la couche épithéliale de la choroïde ; pour d'autres, il ne serait que du sang extravasé des vaisseaux et ayant subi une décomposition.

Lebert, Junge, Bolling-Pope et Landolt ont tous émis des hypothèses différentes pour expliquer comment le pigment pouvait se déplacer et venir, en traversant les couches rétiniennes, constituer autour des vaisseaux périphériques des masses charbonneuses si distinctes.

Pour Lebert, il se produit sur la face externe de la rétine des tractus fibreux qui englobent dans leurs mailles les cellules pigmentaires et les entraînent dans la rétine en se rétractant.

Pour Junge, l'ondée sanguine détermine dans les parois vasculaires une sorte de vibration qui se transmet aux cellules pigmentaires et les détruit.

Le contenu pigmenté de ces cellules fuse alors à travers les couches de la rétine pour s'accumuler le long des vaisseaux.

Bolling-Pope admet la même explication que Lebert, c'est-à-dire l'entraînement du pigment dans la rétine par suite de la rétraction des brides fibreuses; mais son opinion diffère un peu de celle de Lebert en ce qu'il croit que la choroïde s'enflamme, d'où une adhérence intime entre elle et la rétine.

D'après Landolt, le pigment dissocié par l'infiltration émigrerait en suivant tout simplement les faisceaux de tissu conjonctif déjà formés, gagnerait ainsi les parois des vaisseaux et s'étendrait en longeant exactement ces vaisseaux dans une direction centrifuge.

On voit d'après ces lignes, l'importance qu'il faut attacher aux altérations pigmentaires, puisque elles peuvent déjà exister sans qu'on puisse constater d'autres lésions.

D'après l'examen des préparations histologiques dont nous donnons la reproduction, il serait difficile de savoir si la prolifération des cellules embryonnaires a précédé ou suivi les altérations du pigment. Tout ce que l'on peut affirmer, c'est que la prolifération embryonnaire a joué, dans notre cas, un rôle capital.

On dirait même que cette prolifération de jeunes cellules a été trop active aux environs du corps étranger, pour permettre ces dispositions du pigment telles qu'on les rencontre fréquemment dans d'autres formes de choroïdite atrophique. Cette remarque paraît d'autant plus vraie que sur les coupes faites toujours sur le même œil, mais dans les points diamétralement opposés au corps étranger, le fait qui paraît prédominer, c'est la migration du pigment dans les couches externes de la rétine, de la structure normale de laquelle on découvre encore des traces très-manifestes. Or, en ces points, si les lésions sont moins anciennes, la phlegmasie a été aussi beaucoup moins violente.

Les lésions rétiniennes ne sont pas moins curieuses que celles de la choroïde. Si on veut avoir une idée exacte de l'état de cette première membrane, on n'a qu'à jeter un coup d'œil sur les fig. II, III et IV de la planche I. Nous la voyons tellement modifiée qu'on serait tenté de se demander si on a vraiment affaire à un débris de rétine. De la structure si caractéristique de cette membrane, il ne reste pas la moindre apparence, son épaisseur est déjà bien diminuée ; mais surtout, ce qui frappe, c'est la transformation de cette membrane en un tissu fibreux de fibres parallèles formant des faisceaux appliqués sur la choroïde au lieu d'être situés verticalement comme sont les fibres de soutènement, et tout ce qui, dans la rétine à l'état sain, représente la substance conjonctive. Cet aspect n'était cependant pas une production artificielle tenant à des défauts de préparation, et pour s'en convaincre, il n'y avait qu'à prendre, tout près du corps étranger, une portion des deux membranes, là où elles étaient réduites à une si grande minceur, et de les porter sous le champ du microscope sans dissociation préalable. La planche II, fig. I, montre cette disposition. En bas de la figure se trouvent des fibres affectant une direction parallèle entre elles. Plus haut, se voient quelques vaisseaux contenant des globules sanguins, et enfin, tout à fait en haut, se voient des débris de la choroïde, débris facilement reconnaissables à la présence de cellules noires si caractéristiques. Quant aux cellules de la couche interne, elles ont disparu, ou du moins, elles sont complétement déformées et décolorées, car on en voit encore quelques-unes çà et là; mais elles ne contiennent plus la moindre trace de pigment.

Pour arriver à la disposition qu'elles occupent, les fibres de tissu conjonctif qui doivent normalement être perpendiculaires à la choroïde, ont dû subir une sorte d'affaissement qu'il est facile du reste de suivre dans ses diverses périodes. Là où la maladie était peu ancienne, les fibres sont encore disposées en séries parallèles comme des piliers parcourant l'épaisseur de la rétine. L'aspect d'une rétine, plus on l'examine près de l'ora serrata où dominent les fibres de soutènement, au détriment des éléments nerveux, rappelle cette disposition. Ailleurs, pl. I, fig. IV, on voit que ces fibres s'inclinent obliquement pour s'affaisser ensuite sur elles-mêmes et devenir complétement parallèles, mais suivant une direction oppsée à celle qu'elles avaient primitivement.

Il résulte de cette observation que grâce à l'inflammation, il peut se faire dans l'épaisseur de la choroïde une prolifération cellulaire, laquelle finit par détruire le tissu propre et se substituer à lui. Cette prolifération qui, comme l'a observé le Dr Poncet peut amener des décollements rétiniens considérables, peut aussi pénétrer dans les couches externes de la rétine et amener également la destruction des éléments nerveux de cette dernière; que cette atrophie rétinienne soit réellement due à l'irruption du pigment dans ses éléments ou qu'une fois la choroïde malade ou détruite elle-même, la rétine soit impropre à se maintenir inaltérée, lorsque ses conditions ordinaires de nutrition viennent à manquer ; ce qu'il y a de certain c'est que cette atrophie est presque constante et donne l'explication du scotôme, dans les cas d'atrophies choroïdiennes. Si dans la majorité des cas, il ne nous est pas permis d'assister à cette évolution pathologique dans les deux membranes en question, si dans nos investigations, nous devons nous contenter des indications fournies par l'ophthalmoscope, néanmoins, il nous est permis de supposer que ce que nous avons observé dans ce cas particulier, peut et doit même se retrouver fréquemment dans les autres cas d'atrophies choroïdiennes, sauf de légères différences qui tiennent à ce que dans le cas cité, des circonstances spéciales ont su aussi imprimer à la maladie un caractère spécial.

C'est sous la forme disséminée, ou sous la forme circonscrite que l'atrophie choroïdienne se présente généralement à notre examen, nous exceptons bien entendu le staphylôme postérieur dont la fréquence est bien plus grande encore, surtout si l'on songe que beaucoup de personnes atteintes de cette dernière lésion ne sont que peu ou point incommodées.

L'atrophie choroïdienne disséminée est caractérisée par la présence de taches blanches, petites, sans forme bien caractérisée et éparpillées sur une large surface. Ces taches dont le nombre varie depuis quelques-unes seulement jusqu'à dix, vingt et même davantage peuvent aussi être le résultat d'un travail inflammatoire et toutes les formes de choroïdites décrites également sous le nom de disséminées exsudatives ou plastiques peuvent leur donner naissance.

L'anatomie pathologique de la choroïdite exsudative et de ses suites est très-peu connue, faute d'examens suffisants. Wecker dans son traité, a relaté les détails d'un pareil examen pratiqué par Arnold Pagenstecher. Nous rapportons ici une partie de cette observation qui se trouve tout au long dans l'ouvrage de Wecker.

Sur le fond de l'œil étaient éparpillées plusieurs plaques de couleur claire, rondes ou ovales et entourées d'un cadre foncé. Rien ne montrait que ces plaques fussent en rapport avec les diverses régions des vaisseaux choroïdiens. La plus grande plaque détachée avec soin, pour être l'objet d'un examen plus minutieux, permit de voir la rétine et la choroïde intimement unies, tandis que ces membranes se laissaient facilement décoller dans les parties dont la coloration était restée normale ; de plus, elles se montraient, même à la simple inspection, notablement amincies.

Des traînées de fibres disposées en séries parallèles, qui n'étaient autres que les fibres radiées de la rétine, altérées et déviées de leur direction, des masses nucléoaires et des amas de cellules pigmentaires étaient les seuls éléments histologiques qu'on pût observer. Cette atrophie de la rétine et de la choroïde paraissait provenir de la rétraction d'un exsudat épanché en cet endroit.

La choroïdite circonscrite a été décrite par Sichel qui, au point de vue anatomique, distingue quatre périodes différentes dans l'évolution de cette affection.

La première période est caractérisée par de l'hypérémie et de la congestion localisée.

Dans la deuxième période, se produisent des exsudations et des proliférations graisseuses.

La troisième période est appelée période régressive ou période pigmentaire.

Enfin, la quatrième période correspond à l'atrophie de la choroïde.

Selon Ivanoff qui a décrit également les choroïdites disséminées, ces affections formeraient plusieurs classes différentes d'après la nature et le siége des lésions anatomiques.

Dans une première classe où l'on peut faire rentrer la choroïdite aréolaire de Fœrster et dans une deuxième remarquable par la production d'excroissances glandulaires décrites par Donders, la choroïde seule serait atteinte au début, d'où le peu d'altération de la vision, tant que les couches internes de la rétine seraient respectées.

Dans d'autres cas au contraire, les couches de la rétine seraient atteintes dès le début et même avant la choroïde elle-même; d'où la rapidité avec laquelle arrivent les scotômes.

Dans l'observation rapportée par Wecker, il est dit : l'atrophie de la rétine et de la choroïde paraissait provenir de la rétraction d'un exsudat épanché en cet endroit. Rien de plus rationnel que cette interprétation; mais cet exsudat existe-t-il toujours au début de la maladie? Non assurément, et ces cas constituent précisément les atrophies qu'on peut appeler primitives.

Comment débutent ces atrophies? est-ce par une de ces altérations particulières que nous n'avons fait que signaler en passant, et qui portent spécialement sur les vaisseaux? est-ce par suite de troubles trophiques dépendant du système nerveux? ou bien faut-il plutôt croire à une inflammation lente d'une intensité tellement faible, que rien ne peut la faire soupçonner? Ce sont là des questions qui ne sont pas encore résolues, quoique on soit porté à se rattacher à la dernière explication.

Jusqu'à présent, lorsqu'on a eu occasion d'examiner de semblables plaques atrophiques, la lésion étant déjà avancée, tout ce qu'on a pu faire, a été de constater l'état des membranes arrivées à un degré plus ou moins prononcé d'atrophie.

La fig. II de la planche II, montre deux plaques d'atrophies voisines, dont la plus étendue touche à la papille par une de ses extrémités. La ligne courbe située en bas de la figure n'est autre que le bord de la papille. En supposant cette ligne prolongée de façon à former une circonférence complète, on peut se faire une idée du grossissement réel des plaques d'atrophie. La préparation est vue à plat ; la rétine a été séparée de la choroïde qui parait intacte tout autour des parties atrophiées. A ce niveau la rétine n'a pu être décollée, mais les débris de la rétine et de la choroïde y sont réduits à une telle minceur qu'il est facile de les étudier par transparence.

Voici le résultat de l'examen microscopique à un faible grossissement. Un liseré noirâtre interrompu en quelques points, établit nettement les limites de l'atrophie. Plusieurs amas pigmentaires de couleur très-foncée, sont déposés dans l'épaisseur des deux membranes atrophiées, et contrastent par leur opacité absolue avec les parties environnantes qui laissent au contraire passer la lumière.

La plus grande plaque paraît parsemée d'une foule de petits éléments arrondis qui ne sont autres que les vestiges des couches nucléolaires de la rétine. Sur les bords de la plaque, et surtout vers la gauche, on remarque une série de petites stries parallèles. Avec un faible grossissement, on ne peut déterminer à quoi sont dues les stries. Il faut se servir d'un objectif plus puissant.

Sur la petite plaque, on peut observer les mêmes éléments; mais en moins grand nombre.

En examinant plus en détail les diverses parties des plaques d'atrophie, c'est-à-dire avec un grossissement beaucoup plus fort, voici ce qu'il est permis de constater : Les éléments arrondis paraissent bien être les noyaux des couches externes de la rétine, mais la texture n'existe plus. Par places, ces noyaux ont déjà disparu en grande partie, mais ailleurs, ils paraissent accumulés en masses, où peut-être, ils sont devenus le point de départ d'une prolifération abondante.

Les petites stries que nous avons signalées précédemment ont été l'objet d'un examen très-attentif. Comme on le voit sur la fig. II qui donne une vue d'ensemble, c'est uniquement sur les bords des plaques que s'observent ces stries.

J'ai représenté dans la fig. III, ces stries telles qu'elles étaient vues avec un fort pouvoir grossissant dans trois points différents.

Ces stries sont formées de cellules fusiformes allongées et soudées bout à bout pour constituer un tissu nouveau qui remplace celui de la rétine.

D'où proviennent ces cellules fusiformes? Quel est leur siége? Il est facile de répondre à cette deuxième question. En employant toujours le même grossissement, on reconnaît très-bien la couche des bâtonnets et des cônes, qui paraît même peu altérée; la limitante externe est aussi très-accentuée. C'est directement à côté de cette membrane anhiste que siégent les cellules fusiformes auxquelles je fais allusion; autrement dit, ces cellules allongées occupent la place des cellules arrondies de la rétine normale. Mais comment les couches granuleuses externes ont-elles pu se trouver ainsi modifiées? Au lieu de supposer que les noyaux des éléments cellulaires se sont allongés, puis se sont soudés bout à bout, ne serait-il pas plus simple d'admettre que normalement, les grains de la rétine ne sont autres que des renflements situés sur ce trajet de fibres qui parcoureraient toute l'épaisseur de la rétine? Au niveau de la perte de substance choroïdienne, il y a comme une dépression que la rétine, refoulée par les liquides de l'œil, est chargée de combler. De là, un tiraillement des éléments cellulaires de la rétine qui aurait produit cet aspect nouveau de ces couches rétiniennes

Il nous reste à dire un mot des atrophies staphylomateuses. Elles appartiennent plus spécialement à la classe des affections hydrophthalmiques, et ce qui les caractérise est précisément le résultat de l'excès de pression, c'est-à-dire la déformation du globe oculaire. Ce n'est pas à dire que dans ce cas, les conditions anatomiques aient beaucoup changé ; mais le staphylôme exerce une telle influence sur la vision qu'il mérite une place à part. Cependant, c'est principalement dans les formes staphylomateuses qu'on observe l'atrophie de la sclérotique avec ramollissement et adhérence de cette membrane avec la choroïde.

Le staphylôme postérieur revêt trois formes anatomiques qui sont assez distinctes l'une de l'autre pour mériter une description spéciale ; mais comme c'est à l'ophthalmoscope qu'on doit de bien constater ces modifications. nous laissons de côté cette description pour y revenir à l'occasion des symptômes de l'atrophie.

SYMPTOMES & MARCHE

Nous avons vu que l'atrophie choroïdienne est souvent le résultat et comme le dernier terme de plusieurs affections différentes de la choroïde ; nous devrions donc nous attendre à trouver une grande variété dans les phénomènes qui marquent le début de cette lésion.

Le plus souvent cependant, la marche de la maladie est lente et insidieuse; ce n'est que dans les cas où l'atrophie a débuté par une choroïdite un peu aiguë, exsudative ou parenchymateuse, lorsqu'elle a été provoquée par l'action d'un corps étranger, qu'on a observé tout d'abord des signes plus ou moins tranchés d'inflammation oculaire, tels que le cercle perikératique, des éblouissements, quelquefois de la photophobie ou des douleurs assez vives dans la tempe et le front. Mais il ne s'agit pas là, à proprement parler d'atrophie choroïdienne. Celle-ci n'est pas encore produite et les signes que nous venons d'indiquer sont ceux d'une choroïdite aiguë ou subaiguë, mais qui n'est pas encore arrivée à la période atrophique. Nous n'avons donc pas à insister sur ces phénomènes de début, qui, en réalité ne rentrent pas dans notre sujet.

L'atrophie choroïdienne peut être considérable sans altérer d'une façon très-prononcée, l'exercice de la vision; elle peut n'avoir d'autre effet que de causer des éblouissements sous l'influence d'une lumière intense, on en comprend aisément la cause. Pour que la diminution de l'acuité visuelle soit notable, il faut que les parties les plus sensibles de la rétine aient été aussi atteintes. Or, la lésion peut exister depuis longtemps sans s'être étendue jusques là; mais je l'ai déjà dit, ces cas sont rares et le plus souvent un des premiers symptômes dont se plaignent les malades, c'est la diminution de la vue. Eu égard à l'intensité de ce dernier symptôme, et au caractère de plus ou moins de gravité que revêt la maladie, il y a lieu de distinguer entre les atrophies qui siégent en dehors de la macula et celles qui siégent dans ce dernier point.

Les premières peuvent passer souvent inaperçues pour le malade, et plus la lésion se rapproche de l'équateur de l'œil, plus elle est petite, plus aussi le malade a de chance pour ne même pas soupçonner la lésion dont il est atteint.

Sans aucun doute, la destruction des éléments rétiniens doit amener un scotôme correspondant à la partie de l'œil qui est atteinte, mais dans l'autre œil, les parties identiques de la rétine étant saines, il n'y a pas en réalité de lacune dans la perception d'un objet, tant que la vision reste binoculaire. Il se passe absolument ici ce qui s'observe à l'égard du punctum cœcum. En répétant l'expérience de Mariotte sur chaque œil séparément, il est facile de constater la lacune physiologique qui existe dans le champ visuel, mais aussitôt que les deux yeux fixent le même objet, cette lacune disparaît immédiatement.

Cependant, assez souvent dans ces cas, les malades se plaignent de ce qu'ils appellent des mouches volantes; dénomination assez impropre puisque ces mouches restent fixes, ou bien les objets paraissent entourés d'un léger nuage. Ordinairement, dans le champ visuel, on remarque des échancrures ou des rétrécissements partiels; mais malgré cela, les malades peuvent lire des caractères assez petits. C'est à peine, même, dans les cas où les plaques atrophiques sont considérables, si les malades éprouvent de la difficulté à se conduire.

Enfin, des atrophies situées dans les portions équatoriales de l'œil peuvent aussi affaiblir l'acuité visuelle dans le cas où elles seraient très-étendues; la vision avec un seul œil étant toujours moins parfaite qu'avec les deux yeux.

Il n'en est plus de même quand l'atrophie a envahi la macula. Et ici deux cas peuvent se présenter. Ou bien la lésion débute soudainement par la partie la plus sensible de l'œil ou bien existant d'abord plus ou moins loin de cette portion centrale de l'œil, elle finit par l'envahir peu à peu.

Dans le premier cas, l'acuité visuelle diminue très-rapidement, elle peut même disparaître subitement quand l'atrophie reconnait pour cause un exsudat abondant siégeant dans la macula et capable d'amener rapidement l'insensibilité des parties sous-jacentes de la rétine : Ceci peut s'observer surtout dans la syphilis. Ordinairement, le premier symptôme accusé par les malades est le suivant : Tous se plaignent de voir les objets brisés, défigurés ou tordus, les lignes droites paraissent courbes ou en zigzag, les lettres sont brisées et interrompues par places. Ce symptôme est pathognomonique de la maladie, il a reçu le nom de métamorphopsie.

Quand la lésion est plus avancée, le malade aperçoit une tache noire plus ou moins foncée sur les objets qu'il veut fixer. Parfois cette tache peut aussi être pâle, blanchâtre ou rouge. Elle devient surtout apparente quand on fait usage du seul œil qui est malade. A ce moment, si le malade conserve intacte la vision périphérique, il n'en est plus de même de la vision centrale. Il lui est non-seulement impossible de lire les objets fins; mais souvent même des caractères assez volumineux.

Ce scotôme est d'autant plus grand qu'on regarde plus au loin, et il diminue à mesure qu'on regarde des objets plus rapprochés. Ce symptôme, ainsi que l'immobilité absolue de la tache distinguent les affections de la macula d'autres affections capables d'apporter des troubles analogues dans le champ visuel. Je veux parler des flocons du corps vitré. Ceux-ci portent sur la rétine une ombre qui ne varie pas de grandeur relative dans la vision de près ou de loin. Au contraire les scotômes dus à des flocons peuvent changer de forme en même temps que de place par suite des déplacements que ces flocons peuvent subir.

M. Galezowski a également signalé des dyschromatopsies pathologiques, à la suite d'altérations choroïdiennes siégeant dans la macula.

La gravité de l'atrophie choroïdienne, lorsqu'elle a pour siége la macula, ressort suffisamment de ces lignes pour que nous croyions utile d'y insister davantage.

C'est surtout chez le myope que l'atrophie choroïdienne n'envahit la mascula que secondairement, mais ce fait arrive aussi lorsque la maladie est généralisée. Dans ces cas, les symptômes propres à l'altération de la tache jaune ne se montrent aussi que secondairement, ils ont été précédés des symptômes d'une myopie croissante. Nous aurons occasion de décrire ces symptômes.

Ainsi donc, dans les affections choroïdiennes de la nature atrophique, la vision centrale peut être absolue complétement dans l'étendue du champ visuel, on peut observer quelques lacunes, quelques échancrures; mais généralement, la vision ne s'affaiblit pas concentriquement. Ceci dépend du siége et de la disposition de l'atrophie. Le plus ordinairement, lorsqu'elle est un peu étendue, elle siége au pôle postérieur et les parties antérieures ne sont que peu atteintes. Nous ne parlons pas des cas rares où l'atrophie s'étant généralisée à presque toute l'étendue de la choroïde, le malade est pour ainsi dire atteint de cécité absolue.

Lorsque l'atrophie débute par les parties situées moins en arrière, c'est sous forme de plaques disséminées qui ne peuvent amener que difficilement une diminution concentrique du champ visuel. Dans les cas où cette diminution viendrait à exister, ce serait toujours d'une façon très-irrégulière. Nous verrons tout à l'heure l'importance de ces remarques.

A l'examen ophthalmoscopique, l'atrophie choroïdienne est essentiellement caractérisée par la présence de taches blanches qui ressortent sur la teinte rouge du fond de l'œil. Les taches blanches, irrégulières à bords découpés, sont encadrées par des dépôts de pigment noir qui en marquent les contours : on trouve aussi, au milieu de ces plaques, des masses plus ou moins considérables de dépôts pigmentaires. M. Galezowski décrit, comme mode de début de ces plaques atrophiques, des taches d'un rouge plus foncé que les parties environnantes, et qui seraient dues à l'hypérémie des vaisseaux choroïdiens : consécutivement à ces troubles vasculaires apparaissent les plaques blanches que nous venons de décrire.

Le siége et la disposition de ces lésions d'atrophie sont variables, et cette variété a servi de base à des classifications que l'on pourrait appeler anatomiques.

1° *L'atrophie choroïdienne disséminée*, succédant souvent à la choroïdite disséminée, à des hémorrhagies, est caractérisée par son irrégularité même, et le nombre des plaques d'atrophie. Les taches blanches sont petites, très-irrégulières ; elles siégent dans tous les points du fond de l'œil ; elles sont bien disséminées, ainsi que leur nom l'indique, et semées comme au hasard.

2° *L'atrophie choroïdienne généralisée* n'est souvent que le second stade de la précédente : les plaques d'abord séparées se sont agrandies ; elles ont fini par se réunir, de sorte qu'il existe alors de vastes places blanches, relativement plus régulières que les taches disséminées et qui occupent une grande partie de la choroïde.

3° *La scléro-choroïdite postérieure* constitue le staphylôme postérieur. Il est vrai que l'on peut rencontrer dans la partie postérieure de l'œil des taches blanches d'atrophie sans staphylôme : c'est alors de l'atrophie choroïdienne disséminée, qui siége en arrière, comme elle siége partout ailleurs. Mais lorsque la sclérotique est atteinte, elle se distend, elle cède à la pression des milieux de l'œil dont la tension s'est élevée et le staphylôme se produit.

Les altérations de la vue dans le cas de scléro-choroïdite postérieure, de staphylôme, ont quelque chose de spécial qui les différencie des atrophies ordinaires. Nous savons déjà que dans la grande majorité du cas, le staphylôme postérieur implique l'idée de myopie. Disons toutefois qu'on peut voir des staphylômes postérieurs sans myopie, mais ces cas sont rares et le staphylôme est peu étendu.

Cette myopie, peut être accompagnée d'une diminution très-marquée de l'acuité visuelle, lorsque le staphylôme a envahi la macula ; il semble alors au malade qu'il y a, entre les objets et lui un brouillard épais. La perte partielle ou totale de la vision peut être la suite de cette forme de l'atrophie de la choroïde, lorsqu'il se produit, soit des hémorrhagies de la rétine, soit un décollement de cette membrane. Ces complications, et la dernière surtout, sont regardées comme fréquentes dans les cas de scléro-choroïdite postérieure.

Enfin, dans l'atrophie choroïdienne de nature staphylomateuse plus que dans les autres formes, on observe des altérations consécutives des milieux de l'œil, qui contribuent aussi, pour leur part, à apporter un trouble dans l'exercice de la vision. Nous reparlerons tout à l'heure de ces complications.

Jœger, le premier, a proposé de décrire trois degrés dans le développement du staphylôme. La description qu'il a donnée étant conforme à ce que l'on voit généralement, nous adopterons cette classification.

Dans un premier degré, le staphylôme postérieur est caractérisé à l'ophthalmoscope par un croissant blanchâtre entouré d'un cadre de pigment. Ce croissant siége à l'image droite en dehors de la papille. Il l'embrasse si bien par sa concavité, qu'il se confond avec elle et que cette dernière paraît agrandie.

Dans un deuxième degré, la tache est agrandie suivant le méridien horizontal. Ce n'est plus un simple croissant régulier qui n'est, pour ainsi dire, que l'exagération d'une disposition physiologique ; ce croissant se déforme en dehors et sa convexité envoie un prolongement plus ou moins loin vers la macula. Tantôt le bord externe du staphylôme est limité par une ligne courbe arrondie, tantôt au contraire, il est déchiqueté.

Le troisième degré succède le plus souvent au second dont il n'est, en quelque sorte, que l'exagération. Le staphylôme s'étend, comme une large plaque, tout autour de la papille et pousse au loin des prolongements plus ou moins irréguliers ; très-souvent la macula se trouve envahie. Il peut arriver aussi que le staphylôme ayant débuté autour de la papille, une autre plaque commence au niveau de la macula, mais bientôt les deux plaques se rejoignent pour n'en former qu'une seule.

Dans le cas de staphylôme postérieur, la papille subit ordinairement une déformation ; le plus souvent, elle paraît allongée dans le sens vertical.

Les vaisseaux rétiniens présentent aussi un aspect particulier ; il peut arriver que leurs sinuosités aient en partie disparu, ils deviennent presque rectilignes, ce qui indique que la rétine a dû subir une véritable distension.

La scléro-choroïdite antérieure n'étant pas facilement accessible à l'examen ophthalmoscopique, nous arrêtera d'autant moins longuement qu'elle est d'ailleurs infiniment plus rare. Elle est caractérisée par une atrophie des parties antérieures de la choroïde avec staphylôme extérieur. L'iris est échancré et déformé tout autour de la cornée, la sclérotique présente des bosselures plus ou moins élevées, qui parfois donnent à l'œil, un aspect hideux.

D'une façon générale, on peut dire que la marche du

staphylôme postérieur est croissante, comme aussi celle de la myopie ; mais comme la lésion ne marche en général, qu'avec une extrême lenteur, le pronostic ne présente pas un degré extrême de gravité. Il ne revêt ce caractère que dans les cas où il survient des complications, telles que les hémorrhagies rétiniennes ou le décollement de la rétine. Disons toutefois qu'on voit des myopies à forme galopante, amener assez rapidement une cécité presque absolue sans qu'il survienne aucune de ces complications.

La choroïde peut être considérée comme la membrane nourricière des milieux de l'œil et bien que l'on ne sache pas au juste comment cette fonction s'exerce, il ne parait guère possible de la mettre en doute. Il est donc facile de comprendre que lorsque cette membrane est atteinte d'inflammation ou d'atrophie, les milieux de l'œil doivent être plus ou moins altérés. C'est en effet ce que l'on observe, et notre collègue Chiray a insisté à juste titre dans sa thèse sur l'importance de cette cause dans la production des cataractes dites spontanées.

Le corps vitré peut être en partie liquéfié, mais le plus souvent il est trouble, jumenteux, on y voit flotter des flocons plus ou moins opaques qui contribuent à troubler la vue du malade.

DIAGNOSTIC

Les plaques blanches qui caractérisent l'atrophie choroïdienne, leur irrégularité, les accumulations de pigment qui bordent leur contour ou qui parsèment leur surface, paraissent devoir rendre facile le diagnostic de cette lésion. Cependant, elle pourrait être confondue avec quelques autres affections qui produisent également sur le fond de l'œil des taches blanches accompagnées ou non de dépôts pigmentaires.

La choroïdite exsudative donne naissance, comme son nom l'indique, à des exsudats qui se déposent sur la face interne de la choroïde sous forme de taches blanchâtres disséminées comme celles de l'atrophie. Mais ces taches ne sont point encadrées par du pigment : elles se continuent insensiblement avec les parties voisines normales, sans présenter de limite bien arrêtée. Ces exsudats finissent par atrophier eux-mêmes les points correspondants de la choroïde. Il arrive donc un moment où la tache exsudative devient plaque d'atrophie, et il est alors fort difficile de savoir à laquelle de ces deux lésions anatomiques on a affaire.

Dans la rétinite pigmentaire, le fond de l'œil paraît parsemé de dépôts pigmentaires qui ressortent sous formes de taches noires. Au début de la maladie, lors de l'apparition de ces taches, elles peuvent simuler une atrophie choroïdienne commençante. A ce moment en effet, la tache blanche caractéristique fait encore défaut. Tout ce qu'il est permis de constater, c'est que déjà le pigment parait s'accumuler en certains points. En même temps tout le fond de l'œil parait couvert d'un léger nuage, ce qui peut aussi se présenter dans la rétinite tigrée. Mais dans cette dernière affection, c'est surtout dans les portions équatoriales qu'apparaissent les premières taches noires, tandis que l'atrophie débute par la partie postérieure de l'œil. A côté de ces signes différentiels fournis par l'examen ophthalmoscopique, il en existe d'autres tirés de l'état de la vision : ceux-ci présentent une importance capitale. Dans la rétinite pigmentaire le rétrécissement concentrique du champ visuel est très-prononcé, le contraire a lieu dans l'atrophie : mais un signe qui n'appartient qu'à la rétinite pigmentaire, c'est l'héméralopie. Ce dernier signe est pathognomonique de la rétinite tigrée.

La maladie qui parait donner lieu à plus d'erreurs de diagnostic est la rétinite albuminurique. Les taches blanches exsudatives de cette dernière maladie affectent en effet, une certaine ressemblance avec les taches atrophiques ; mais avec un peu d'attention, il est possible de discerner ces masses blanchâtres déposées à la surface ou dans l'épaisseur de la rétine, d'avec les pertes de substances choroïdiennes. Le pigment qui entoure ces dernières, manque rarement ; cependant, il peut aussi faire défaut dans certaines choroïdites disséminées. Au contraire, dans la rétinite, on ne constate pas la présence de masses charbonneuses. C'est déjà là un premier signe qui a de l'importance. De plus, les taches albuminuriques, ordinairement, n'ont pas des bords nets; elles sont diffuses, ce qui est dû à l'infiltration rétinienne qui avoisine les exsudats. Elles présentent assez souvent au niveau de la macula, une disposition rayonnée spéciale caractéristique ; la papille aussi, est rarement intacte : elle est trouble, voilée. Fréquemment aussi, la rétinite néphrétique s'accompagne d'hémorrhagies rétiniennes qui forment des masses foncées mêlées aux taches blanches. Ces épanchements sanguins ont une forme allongée et suivent le trajet des vaisseaux qui leur ont donné naissance. Au début, ils affectent une coloration rouge foncée qui ne permet pas de doute à leur égard ; mais après un certain temps, la teinte rouge fait place à une teinte plus ou moins noirâtre qui pourrait en imposer pour des dépôts pigmentaires. Dans l'atrophie, les taches apparaissent entre les vaisseaux rétiniens, ou bien encore, ceux-ci recouvrent les plaques au-dessus desquelles ils passent ; il arrive au contraire, assez souvent, que l'exsudat albuminurique siége au niveau des vaisseaux rétiniens, les recouvre complétement et cache à la vue, une partie de leur trajet. Ce dernier caractère, lorsqu'il existe, ne laisse pas de doute sur le siége de la maladie ; la rétinite seule, est capable de produire ce résultat. D'ailleurs, l'ensemble des autres symptômes, propres à l'albuminurie et l'examen des urines viennent lever tous les doutes.

Lorsqu'on est certain de l'existence d'une atrophie choroïdienne, il serait intéressant de savoir à quel processus on peut rapporter la production de cette lésion et de compléter le diagnostic anatomique par le diagnostic étiologique. Cela n'est guère possible qu'à la condition d'avoir assisté au début de la maladie. Tout au plus, si le malade paraissait avoir eu des symptômes d'inflammation violente, pourrait-on en conclure que l'atrophie a été consécutive à une choroïdite parenchymateuse ou exsudative? Lorsque les taches sont nombreuses et irrégulièrement disposées, il est probable qu'elles ont succédé à des exsudats de choroïdite disséminée.

Si l'atrophie est caractérisée par la présence d'un staphylôme postérieur, il est juste de supposer qu'elle est le résultat d'une choroïdite séreuse qui, en augmentant la tension des liquides intra-oculaires, aura produit une lésion ectatique. La conclusion sera la même si, en même temps que l'atrophie, on constate la dépression de la papille caractéristique du glaucome. Nous avons vu en effet, que si la coïncidence de ces deux lésions est rare, elle peut cependant exister.

TRAITEMENT

Lorsque l'atrophie choroïdienne est déjà produite et que, d'après l'ensemble des troubles fonctionnels du côté de la vue, il est permis de croire à la dégénérescence de la rétine, il ne faut plus espérer obtenir la régénération de cette dernière. Si donc les lésions siégent dans la macula, le malade sera privé à jamais de la vision centrale, nous avons du reste, assez insisté sur la gravité du pronostic dans ce cas. Cette gravité du pronostic est donc en rapport avec le siége de la lésion ; mais une atrophie siégeant en dehors du joint le plus sensible de la rétine et n'apportant pas encore de troubles considérables dans la vision pourra aussi atteindre la tache jaune. C'est pourquoi tous les moyens de traitement que l'on pourra employer, doivent tendre uniquement à arrêter les progrès du mal quand l'atrophie ne fait que commencer. Avant même que cette atrophie ne soit produite, lorsqu'elle est à peine en voie d'évolution, il serait peut-être temps alors d'intervenir utilement, mais il est rare que les malades réclament les soins à ce moment. Dans les cas seulement où les deux yeux se prennent l'un à la suite de l'autre, ce qui s'est passé dans l'œil primitivement atteint peut et doit même faire craindre le développement d'une affection semblable dans le second, pour peu que quelques troubles viennent à se manifester dans celui-ci.

J'ai déjà dit que la suppression ou l'irrégularité dans les fonctions menstruelles, jouait un rôle important dans la production des lésions oculaires. L'attention devra donc toujours être dirigée vers ce point lorsqu'on verra l'atrophie choroïdienne apparaître chez la femme.

Chez l'homme, la suppression du flux hémorrhoïdal devra également être prise en considération et il faudra chercher à rétablir ce flux ou lui substituer un dérivatif par l'application de sangsues.

Dans le cas de syphilis, il est inutile d'insister sur la nécessité du traitement mercuriel.

Dans tous les cas, les malades devront chercher à entretenir la liberté du ventre en faisant usage de purgatifs légers. Les autres moyens thérapeutiques se résument dans l'usage des révulsifs locaux, au moment de la période aiguë de la maladie. Ils consisteront dans l'application de sangsues derrière les oreilles ou à la tempe. Les vésicatoires et les ventouses sèches pourront aussi être employés avec succès et il sera bon d'alterner dans l'emploi de ces divers moyens. Quant à l'utilité des collyres de toute sorte, elle est assez contestable, c'est pourquoi nous ne jugeons pas à propos d'insister sur leur usage.

Si tous ces moyens peuvent avoir une influence favorable pour enrayer la maladie pendant sa période d'augment; il n'en est plus de même dans les atrophies anciennes. A ce moment, tout ce que l'on pourra faire pour le malade sera de lui prescrire l'usage de verres grossissants.

Dans le cas de staphylôme postérieur avec myopie prononcée, il faudra engager le malade à éviter tout ce qui peut amener de la congestion du côté des yeux : il faudra aussi, dans ce cas, apporter beaucoup de soins dans le choix des lunettes. Sans lunettes ou avec des verres concaves trop faibles, le malade serait obligé de pencher par trop la tête pour se rapprocher des objets fins, d'où une congestion de toute la face : avec des verres trop forts, les efforts d'accomodation auraient pour effet de produire un résultat analogue et aussi pernicieux.

QUESTIONS

SUR LES DIVERSES BRANCHES DES SCIENCES MÉDICALES.

Anatomie et histologie normales. — Des os du membre inférieur.

Physiologie. — Usage du nerf facial.

Physique. — Calorimétrie, chaleurs spécifiques, chaleurs latentes.

Chimie. — Combinaisons de l'azote avec l'oxygène, caractères et préparation de l'alcool azotique.

Histoire naturelle. — Caractères généraux des oiseaux, comment les divise-t-on? de l'œuf de poule, ses usages en thérapeutique et en pharmacie.

Pathologie externe. — Du mode de traitement des fractures compliquées de plaies.

Pathologie interne. — De l'atoxie locomotrice progressive.

Pathologie générale. — Des complications morbides.

Anatomie et histologie pathologiques. — Des calculs biliaires.

Médecine opératoire. — Du cathétérisme des voies lacrymales.

Pharmacologie. — Quel est l'alcool qu'on doit employer en pharmacie? quels sont les principaux degrés de concentration auxquels on l'emploie? quels sont les principes qu'il dissout? comment prépare-t-on les teintures alcooliques ou alcoolis simples ou composés?

Thérapeutique. — Des voies d'élimination des médicaments.

Hygiène. — Des eaux solubles.

Médecine légale. Qu'est-ce qu'un antidote? à quelle époque de l'empoisonnement doit-on l'administrer?

Accouchements. — De l'ictère des femmes enceintes.

Vu par le Président de la Thèse,

RICHET.

Permis d'imprimer :

Le Vice-Recteur de l'Académie de Paris.

A. MOURIER.

Paris. — Imp. Badoureau et Fosspr. S[r], 17, rue Bouchardon.

Pl. 1.

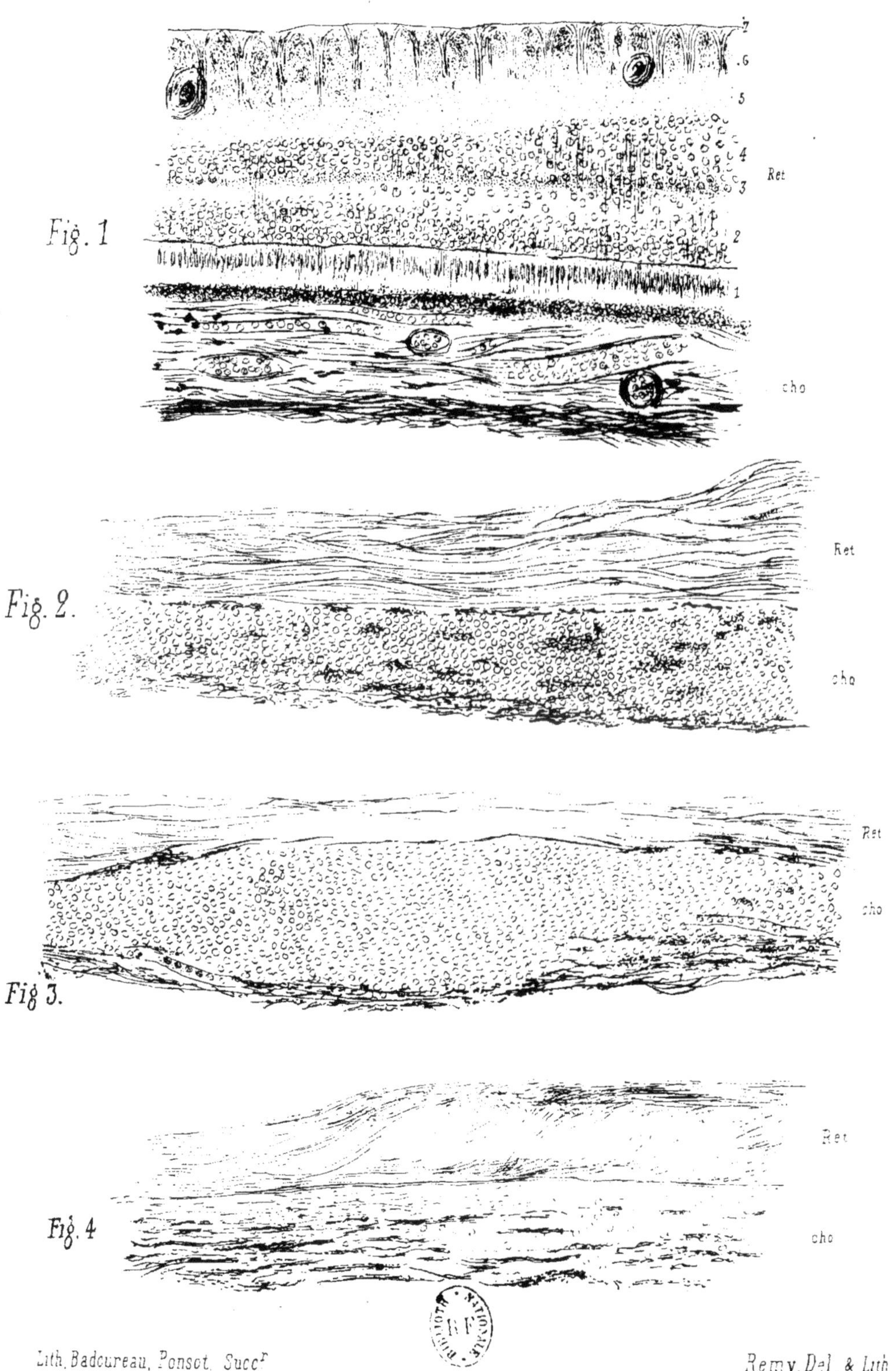

Lith. Badoureau, Ponsot. Succr

Remy, Del. & Lith

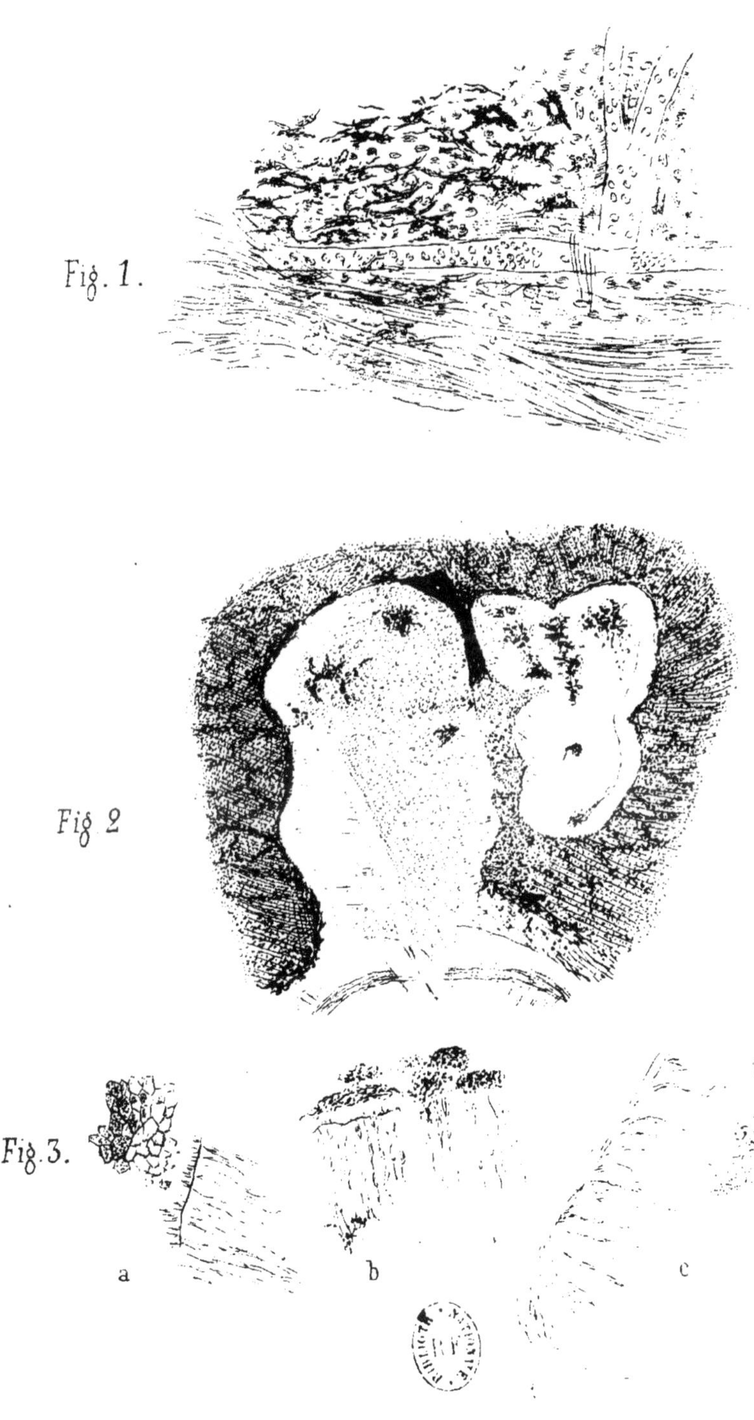

Lith. Badoureau, Ponsot Succr

Remy Del. & Lith.

www.ingramcontent.com/pod-product-compliance
Ingram Content Group UK Ltd.
Pitfield, Milton Keynes, MK11 3LW, UK
UKHW021635260726
13994UKWH00003B/1194

9 782329 376820